AF457713

DE

L'OBÉSITÉ

OU EXCÈS D'EMBONPOINT

ET DE SON TRAITEMENT,

PAR

LE Dr O. DE LANGENHAGEN,

Ancien Médecin cantonal de Niederbronn.

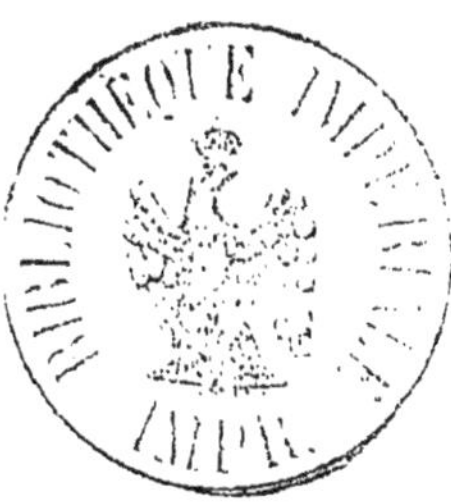

(Mémoire lu à la Société d'hydrologie de Paris.)

PARIS,

IMPRIMERIE DE A. HENRY NOBLET,

Rue du Bac, 30.

—

1859

DE L'OBÉSITÉ

OU EXCÈS D'EMBONPOINT

ET DE SON TRAITEMENT.

Un séjour de six années aux eaux de Niederbronn nous a fourni l'occasion d'observer un grand nombre de personnes affectées d'obésité. Nos relations avec le savant inspecteur, M. le docteur Kuhn, nous ont mis à même d'y étudier toutes les formes et toutes les variétés que présente ce genre d'infirmité, et nous livrons aujourd'hui au public le fruit de notre expérience et l'énoncé succinct des résultats que nous avons obtenus par l'emploi sage et bien entendu des eaux minérales, dans une maladie dont le traitement laisse encore tant à désirer.

Pour procéder d'une manière rationnelle et pour jeter un peu plus de jour sur cette question, il est nécessaire que nous entrions dans quelques considérations physiologiques, qui, en nous révélant une partie des causes de l'obésité, nous éclaireront en même temps sur les moyens curatifs.

I. — Pathogénie.

La nutrition, comme on sait, a pour but de restituer à l'organisme, au moyen des aliments transformés par l'acte digestif, les principes perdus par les sécrétions. Un autre but, non moins important, c'est de fournir au corps les éléments de combustion pour l'entretien de la chaleur animale.

De là la nécessité de diviser les aliments en deux catégories, savoir : les aliments *plastiques* et les aliments *respiratoires*.

Les aliments *plastiques* ou *azotés* servent plus particulièrement à l'assimilation ou à la réparation des tissus, de la fibrine, de l'albumine, etc.

Les aliments *non azotés* ou *hydrocarbonés* servent plus particulièrement à la combustion pulmonaire; d'où leur vient aussi le nom d'aliments *respiratoires :* ce sont les sucres, les matières amylacées, les graisses.

Les substances saccharoïdes et amylacées passent pendant la digestion à l'état de glucose, s'unissent à l'oxygène, et sont brûlées en se transformant en eau et en acide carbonique, avec production de chaleur. Les portions alimentaires, qui échappent à cette combustion, sont rejetées par les urines sous forme d'urée ou d'acide urique, ou par les selles sous forme d'acide cholique, d'acide choléique, etc., ou enfin elles ne sont pas éliminées du tout et sont déposées *sous forme de graisse* dans la trame des tissus, comme nous allons l'expliquer. Quant aux graisses elles-mêmes, elles ne sont transformées ni par la digestion, ni par l'absorption ; elles sont ou bien brûlées immédiatement par la combustion pulmonaire, ou bien placées en dépôt pour être brûlées en temps et lieu.

Lorsque la quantité de glucose *l'emporte sur les besoins de la respiration*, une partie se transforme en graisse et contribue ainsi à la formation des dépôts adipeux de l'organisme. « Les matières grasses, dit M. Béclard (1), qui existent dans les aliments, sont utilisées sous cette forme. Quant aux aliments qui n'en renferment pas, comme les matières grasses sont indispensables à l'animal pour l'accomplissement de ses fonctions, il les forme aux dépens des matières non azotées, telles que les substances amylacées ou sucrées. Il suffit que ces substances perdent une faible proportion d'oxygène pour que leur composition chimique devienne identique à celle de la graisse. »

L'absorption de la graisse se fait dans l'intestin grêle comme celle des autres matières alimentaires, et les matières grasses qui circulent avec le sang sont déposées dans l'épaisseur des tissus au travers des vaisseaux capillaires par une action analogue à celle qui sépare, dans l'intérieur des glandes, les éléments de sécrétion existant dans le sang.

La graisse s'accumule dans les tissus, où elle s'entoure de vésicules spéciales. Son lieu d'élection est dans le tissu cellulaire abdominal et dans l'épiploon.

Les autres organes, tels que le cœur, les poumons, le cerveau, les os, en contiennent, il est vrai, une certaine proportion, mais ces proportions sont également les mêmes chez les sujets maigres, comme M. Boussingault l'a démontré par ses expériences sur les canards.

Le tissu adipeux ne disparaît pas au fur et à mesure qu'il est formé; les parties nouvelles s'ajoutent aux anciennes; les dernières persistent à côté des nouvelles, tant qu'une alimentation convenable

(1) *Traité élémentaire de Physiologie*, ch. Nutrition, p. 446.

fournit les matériaux combustibles nécessaires à la production de la chaleur animale.

La graisse est donc plutôt un dépôt transitoire qu'un véritable tissu, et dans le sang d'un *homme sain* l'on en trouve très-peu ; encore celle qui y pénètre est-elle employée, comme nous l'avons dit, pour la combustion pulmonaire. *La formation de ces dépôts est en rapport direct avec les conditions alimentaires, et les aliments respiratoires pris avec excès peuvent être considérés comme l'une des principales causes de l'obésité.*

Dans la maladie qui nous occupe, les aliments plastiques ou azotés seraient par conséquent indiqués, si on pouvait les avoir sans mélange avec l'élément adipeux ou graisseux (1).

Avant d'aller plus loin, nous ferons ici une remarque importante au point de vue du traitement : Les aliments respiratoires sont de deux sortes et se comportent d'une manière assez différente dans l'économie pour que nous en établissions la distinction ; les uns, que nous désignerons sous le nom de *fades,* tels que les farineux et les substances grasses,

(1) Les animaux carnivores, qui vivent exclusivement de chairs, sont remarquables par la faible quantité de graisse que renferment leurs tissus. Chez eux la combustion pulmonaire se fait uniquement au moyen de la graisse qui se trouve dans les chairs qu'ils consomment. Les animaux qui reçoivent, au contraire, une nourriture mélangée, ainsi que le font voir du reste ceux que l'homme élève pour son propre usage, sont ceux qui offrent le plus de dispositions à engraisser. L'homme, qui est omnivore, présente naturellement les mêmes dispositions. Par suite des circonstances de régime ou de certaines conditions sociales, il arrive fréquemment chez lui, *qu'il y a excès* de matières carbonées, qui, n'étant pas brûlées, viennent se déposer, ainsi que nous l'avons expliqué, dans les tissus sous forme de graisse.

doivent être prohibés, et la part que nous venons de faire aux aliments respiratoires comme cause de l'obésité leur est tout à fait propre. Mais il n'en est pas de même des aliments respiratoires *non fades* ou *stimulants*, tels que les vins, les liqueurs, les aromates. Ces derniers agents augmentent, au contraire, la combustion pulmonaire par le fait même de leurs propriétés stimulantes, et bien plus, nous croyons, quant à nous, que le poumon leur sert d'émonctoire direct. Ce fait nous paraît surtout frappant chez les buveurs de profession, dont l'haleine, lors même que la bouche est fermée, trahit parfaitement le travail pulmonaire. « Lorsque l'al-« cool est introduit dans le sang, il se métamor-« phose en aldéhyde. Or, ce dernier est un corps « très-combustible qui a plus de tendance à brûler « que tous les autres principes du sang ; il s'empare « dès lors avec énergie de l'oxygène absorbé par « la respiration et circulant avec le sang. Les pro-« duits de sa combustion sont de l'eau et de l'acide « carbonique » (1).

Si l'on voit quelquefois des gens adonnés à la boisson devenir obèses, chose rare d'ailleurs, c'est qu'alors les matières grasses sont temporairement épargnées ainsi que les autres matériaux combustibles du sang. *Pour nous résumer, nous dirons donc que les aliments respiratoires fades ou non stimulants peuvent engendrer l'obésité, et qu'au contraire les aliments respiratoires non fades ou stimulants l'empêchent plutôt.*

Nous ne nous arrêterons pas plus longtemps sur l'alimentation. On comprendra suffisamment, par

(1) Jules Béclard, *loc. cit.*, chap. *Respiration*, p. 285.

ce qui précède, le rôle important qu'elle joue dans l'obésité. Examinons maintenant les autres circonstances qui concourent plus particulièrement à la production de cette maladie.

L'obésité se développe le plus souvent à l'âge mûr ou vers l'époque à laquelle la croissance est terminée. Elle est plus fréquente chez la femme que chez l'homme, et se déclare surtout vers l'âge critique. Cependant elle se remarque quelquefois dans l'enfance; mais cela tient ordinairement à un vice de constitution, à un tempérament mou et lymphatique. Ainsi Kastner cite un enfant de quatre ans qui pesait 82 livres; un autre du même âge qui pesait 137 livres. Eschen mayer a traité un enfant de dix ans dont le poids atteignait 219 livres. Bartholin rapporte également l'histoire d'un enfant de dix ans, qui pesait 200 livres. Brigt, l'Anglais, pesait à dix ans 140 livres, et à sa mort 616.

L'on a constaté des cas plus extraordinaires encore; et l'on a vu le poids de quelques individus s'élever jusqu'a 800 livres. Comme on voit, les différents degrés de l'embonpoint établissent des différences très grandes dans la quantité de graisse, qui forme, dans l'obésité, depuis la moitié jusqu'aux quatre cinquièmes du poids total du corps.

Chambers, qui a fait à l'hôpital Saint-Georges de Londres des recherches sur la fréquence de l'obésité, quant à l'âge, a trouvé qu'elle pouvait atteindre les divers degrés de l'échelle. Sur trente-huit personnes (19 hommes et 19 femmes) *l'une* est venue obèse au monde, *quatre* sont devenues obèses dans la première enfance, *trois* dans l'adolescence, *treize* dans l'âge adulte, et *quatre* dans un âge plus avancé. Ces observations confirment entièrement les résultats physiologiques obtenus par MM. Andral et Gavarret, et font voir que l'âge adulte (c'est-à-dire depuis vingt-cinq à quarante ans) est le plus propre pour le développement de cette affection (1).

L'obésité paraît hâter le développement sexuel. Ainsi, les jeunes filles obèses sont plus tôt menstruées et plus tôt mûres que les autres, comme si, dans cette précocité, la nature voulait lutter pour conserver son équilibre. Chambers parle d'une jeune fille qui fut réglée à l'âge de neuf ans, et parfaitement développée à l'âge de onze ans ; il cite encore l'exemple d'autres jeunes filles menstruées à onze et à douze ans, mais parmi elles quelques-unes dont l'obésité ne se déclara qu'à l'âge de vingt ans. Ces jeunes filles avaient été atteintes, auparavant, de différentes maladies, que l'auteur considère, avec raison, comme causes déterminantes ou occasionnelles : la fièvre typhoïde, le mercurialisme, les maladies aiguës du foie, des poumons, de la peau, etc.

Bichat, dans son *Anatomie générale*, dit que pendant la convalescence des maladies aiguës, lorsque la vitalité est encore déprimée, la combustion pulmonaire devient plus faible, et le dépôt graisseux,

(1) Il est reconnu par les expériences de MM. Andral et Gavarret que l'homme exhale une quantité d'acide carbonique plus considérable que la femme ; chez l'homme, la quantité d'acide carbonique exhalée va croissant, de huit à trente ans. A partir de trente ans, elle commence à décroître. Chez la femme, la combustion pulmonaire croît jusqu'à l'âge de la puberté. Quand la menstruation apparaît, elle diminue parce que l'économie se débarrasse alors périodiquement, par les règles, d'une partie de sang non comburé.

ajouterons-nous, plus considérable. L'on sait que, dans certains états morbides, il y a un abaissement dans le chiffre de l'acide carbonique expiré. Il n'est pas étonnant que pareil résultat se produise dans les affections, qui, comme le typhus, altèrent profondément le jeu des fonctions, et entravent les phénomènes de la circulation (1).

Enfin nous établirons en thèse générale que toutes les causes qui ralentissent ou diminuent les mouvements vitaux, entravent le travail de la combustion, et favorisent le dépôt des matières graisseuses dans les tissus.

II. — ÉTIOLOGIE.

L'hérédité ne peut être révoquée en doute, et, comme nous l'avons vu, la constitution porte le plus souvent en elle-même le germe de l'obésité. Les femmes, nous l'avons dit, sont plus disposées à cette affection que les hommes; les tempéraments lymphatiques plus que les autres. Mais diverses influences concourent plus particulièrement à sa production : ainsi, on engraisse plus en hiver qu'en été, par un temps humide que par un temps sec. Tout le monde sait que par un temps pluvieux les ortolans et les alouettes engraissent dans l'espace de vingt-quatre heures, au point de ne pouvoir s'envoler. Aussi l'obésité est-elle fréquente chez certaines peuplades qui vivent sous l'influence d'un climat nébuleux, froid et humide, comme les Anglais, les Hollandais, les Egyptiens, les Chinois.

(1) Il est aussi reconnu que chez les amputés (particulièrement chez les individus amputés de la cuisse), l'obésité a beaucoup de tendance à se déclarer.

L'on sait également que les régions polaires sont habitées par les animaux les plus gras.

Comme causes occasionnelles, nous citerons le mariage, les accouchements répétés, la lactation (1). Bunsen décrit un cas où après chaque grossesse il se faisait un amas de graisse considérable dans les parois abdominales.

Le défaut d'exercice, l'oisiveté, la vie sédentaire, l'abus d'une nourriture succulente, comme aussi l'abus de la bière, peuvent être rangés parmi les causes déterminantes les plus communes. Leguével dit qu'à l'île de Madagascar, où l'on se nourrit principalement de viande de baleine assaisonnée d'huile, les habitants sont remarquables par leur embonpoint. Il en est de même chez certaines personnes qui usent pendant longtemps de l'huile de foie de morue.

L'obésité se remarque souvent chez les personnes livrées à des travaux de cabinet, chez les ecclésiastiques, chez les bouchers et les charcutiers, chez les prisonniers. Chez ces derniers, la maladie provient surtout du défaut d'exercice et d'insolation. Elle n'est pas rare non plus chez les officiers de cavalerie, mais elle est, au contraire, très-rare dans les régiments d'infanterie. Le sommeil prolongé, l'obscurité (2), les saignées petites et fréquentes, doivent également être considérés comme causes. Pendant le sommeil, comme dans l'obscurité, la combustion diminue, la

(1) Nous ferons remarquer, en passant, que les femmes obèses sont, en général, de fort mauvaises nourrices, car l'excès de graisse fait tarir le lait.

(2) La lumière agit, comme on sait, sur la composition et la décomposition des corps.

circulation et les mouvements respiratoires se ralentissent. Le même phénomène se produit, mais dans des proportions encore plus considérables pendant le sommeil hibernal de certains animaux. Quant aux saignées petites et fréquentes, que nous signalons comme causes d'obésité, nous en voyons la preuve dans les graisseries anglaises : on enferme les animaux dans un espace assez étroit pour empêcher tout mouvement, on les tient dans l'obscurité, on les aveugle même, puis on les saigne de temps en temps.

La continence doit aussi être rangée parmi les causes d'obésité. On pratique souvent la castration chez les animaux, comme on sait, dans le but de les engraisser (1).

D'après les causes que nous venons d'examiner et les considérations physiologiques dans lesquelles nous sommes entré, nous pouvons établir en fait *que l'obésité tient à une combustion imparfaite des matières hydrocarbonées ; que plus la combustion pulmonaire est active, moins il y a d'obésité à craindre ; tandis que celle-ci gagne toujours du terrain lorsque la combustion pulmonaire commence à languir*.

III. — Anatomie pathologique.

Avant de passer à l'histoire des symptômes, il ne sera pas sans intérêt de jeter un coup d'œil sur les désordres que l'excès de graisse peut produire dans l'économie, et les lésions organiques

(1) On sait que les animaux maigrissent à l'époque du rut. Il en est de même chez l'homme qui se livre à des excès vénériens : il est rare qu'il engraisse.

qu'il détermine. A l'hôpital Saint-Georges, à Londres, on examina, depuis le 1er janvier 1845 jusqu'au 1er janvier 1850, le cœur de 36 personnes affectées d'obésité, et l'on trouva chez 12 d'entre elles un tel dépôt de graisse à la base du cœur qu'il en résultait une difformité de l'organe. En même temps, on fit la contre-épreuve, et l'on trouva sur 165 personnes mortes, selon toutes les apparences, d'une maladie du cœur, chez 4 seulement une légère couche de tissu graisseux au cœur.

Quant au genre de mort des personnes obèses, Chambers, cet habile observateur que nous ne saurions trop mentionner, a trouvé que, sur 65 cas bien observés, il y en avait

13 qui se sont terminés par l'hydropisie ;
11 — l'apoplexie ;
8 — des péritonites compliquées de hernies;
5 — des pneumonies;
3 — des érésipèles phlegmoneux ;
et 25 — des maladies diverses.

Le cœur fut chaque fois examiné avec attention, et, sur 57 cas, on le trouva 50 fois malade (*cinq* hypertrophies avec dilatation, *vingt-six* simples dilatations, *onze* atrophies).

Dans 16 de ces cas, il y avait augmentation considérable des cellules graisseuses autour du cœur.

Dans 14 de ces mêmes cas, les reins étaient dégénérés, probablement par suite de la maladie du cœur.

Dans les cas d'atrophie du cœur, on trouva, au moyen du microscope, des molécules graisseuses dans la région cardiaque même; les côtes étaient déplacées et les muscles dégénérés. Il résulte des expériences de Vauquelin et de Chevreul que les muscles ne se transforment pas en graisse, mais s'atrophient : car on retrouve dans ces muscles la fibrine qui leur est propre, lorsqu'on les soumet à l'action de l'alcool et d'un papier absorbant (1). Les poumons restent généralement sains, mais leur volume est quelquefois réduit de moitié par la compression que le diaphragme exerce sur eux. (*Cheyne in the Dublin hosp. reporter*, etc.) Le foie est très-grand et d'une couleur jaune pâle. Le parenchyme est injecté de graisse liquide qui se mêle avec la bile peu colorée et qu'on peut exprimer en pressant. On trouve, dans certains cas, le foie couvert de tumeurs graisseuses à la surface (Tilésius). La vésicule biliaire est ordinairement distendue et remplie d'une bile pâle ; la rate est petite ; l'estomac est plus ou moins grand et présente des fibres musculaires développées ; le pancréas est grand également et entouré de graisse. Le canal intestinal est distendu et rempli de matières adipeuses ; la vessie est petite, ratatinée ; le thorax court (Petit, de Vichy), et l'ensemble des muscles diminué.

Les inflammations qui surviennent dans les régions où le tissu adipeux est très-abondant, ont une tendance particulière à se terminer par gangrène. La très-petite proportion de parties vivantes que renferme le tissu adipeux peut en rendre raison (Béclard d'Angers, *Anat. gén.*).

Une légère proportion de graisse est utile à l'hom-

(1) Cruveilhier, dans son ***Essai sur l'Anatomie pathologique***, prétend avoir observé la transformation graisseuse complète du cœur chez une femme obèse de cinquante-cinq ans.

me pour le garantir contre le froid et les diverses influences physiques extérieures (ce que les boxeurs anglais savent fort-bien, car ils ne descendent jamais dans l'arène à moins d'être très-gras) (1). Mais si la corpulence dépasse la moyenne physiologique, alors la graisse devient à charge et constitue une véritable maladie; l'équilibre entre les différents tissus est dérangé, les organes sont comprimés, la circulation gênée, et il n'est pas étonnant alors de voir de pareils sujets disposés aux affections du cœur, à l'apoplexie, à des accidents congestifs, à l'hydropisie, etc.

IV. — Symptomatologie.

Nous avons vu que l'excès d'embonpoint pouvait affecter tous les âges, mais l'homme surtout vers l'âge de trente-cinq ans, et la femme dans l'âge critique. L'obésité peut être localisée dans le ventre, comme elle peut devenir générale.

L'on a remarqué que les personnes prédisposées à cette maladie n'avaient jamais le système osseux bien développé. On le remarque à la petitesse des pieds et des mains, qui sont ordinairement potelées. Leur système nerveux n'est pas très-impressionnable. Elles supportent mieux que d'autres la faim et le froid. Leur peau est en général fraîche et fine (2). Leur chevelure, parfois soyeuse, est cependant le plus souvent forte, et l'alopécie est très-rare chez elles.

Quand l'obésité n'est pas très-avancée, les fonctions sont assez régulières.

(1) La graisse amortit les coups.

(2) Les personnes colorées et dont la peau est fortement pigmentée, sont moins disposées à cette maladie.

Lorsqu'elle se développe et qu'elle devient générale, le volume du corps atteint quelquefois des proportions énormes, comme nous l'avons vu. Il peut peser depuis 150 jusqu'à 400 kilogrammes. C'est alors une difformité complète; les joues, le menton, le cou, le ventre prennent un volume considérable surtout frappant chez les hommes. Les mamelles peuvent devenir énormes : *Mammæ pectus amplum obsidebant adeo prægrandes ut ubera maxima lactantis fœminæ nunquam illas æquasse persuasus sim* (1).

Le tableau que fait Graefe peut être rapproché du précédent : le bas-ventre, dit-il, pend jusqu'à mi-cuisses et jusqu'aux genoux, et enfin tout le reste du corps atteint une telle dimension que le malade ne ressemble plus qu'à un vaste lipôme.

Il n'y a que les paupières, les os et les parties génitales de l'homme qui n'augmentent pas de volume. Schæffer dit encore quelque part dans le même travail : *Virile membrum intrà protuberantem pubis ventrisve pinguendinem usque absconditum ut urina ex sinu quodam istius loci residuo involuntarie stillaret.* L'excès d'embonpoint rend lourd, paresseux, inhabile au travail. La respiration est gênée et les poumons absorbent peu d'air en raison de leur capacité. Cette gêne dans les mouvements respiratoires peut être occasionnée soit par la graisse elle-même et par la pression du diaphragme exercée contre la base du poumon, soit par une augmentation de volume du foie, fréquente dans l'obésité. L'hématose, alors incomplète, augmente encore les dépôts adipeux, si, au moyen d'une médication

(1) Schæffer, Acta physico-med. Acad. naturæ curiosor.

puissante, l'on ne parvient à activer la combustion pulmonaire.

La circulation est ralentie et irrégulière, le pouls petit, lent et faible; les forces musculaires sont réduites et souvent nulles.

Les personnes obèses ont une démarche particulière en raison de la difficulté qu'elles éprouvent pour se mouvoir, pour étendre et fléchir les membres. La plupart ne peuvent faire le moindre exercice sans être essoufflées, baignées de sueur, et sans éprouver des palpitations de cœur. Les malades, lorsque la maladie est très-avancée, sont mal couchés, et souvent ils ne peuvent l'être et sont obligés de passer la nuit assis dans un fauteuil, contre lequel ils puissent s'appuyer.

La transpiration, chez certaines personnes, a une odeur rance, semblable à l'odeur d'une voirie, et colore le linge en bleu ou en rouge; le linge devient gras, gluant, surtout au tronc. Lors même que les malades ne transpirent pas, leur perspiration trahit cependant une odeur caractéristique.

Les urines sont souvent brûlantes, surtout après des exercices corporels; souvent aussi elles sont troubles, semblables à de l'eau savonneuse, et présentent à la surface un aspect irisé ou des gouttelettes oléagineuses (*urina oleaginosa*); elles forment un sédiment épais d'un rouge briqueté. L'on trouve, du reste, des matières graisseuses dans toutes les excrétions.

Parmi les personnes affectées d'obésité, les unes mangent fort peu, mais d'autres sont gourmandes et ont de la tendance à dormir après chaque repas. Elles aiment le repos, se donnent leurs aises, et évitent toute espèce de travail corporel ou d'exercice tant soit peu fatigant. Le défaut d'activité donne lieu chez elles à des mouvements congestionnels vers les différents organes; il peut en résulter l'apoplexie, de la surdité, de la somnolence, des défaillances, des tremblements, des difficultés de digestion, des vomissements après les repas, des constipations, des affections rhumatismales. Chez certains malades, l'on voit fréquemment survenir des érosions, des furoncles, des exanthèmes chroniques, quelquefois des abcès dont le pus contient des matières graisseuses. Chez la femme, il y a presque toujours des désordres menstruels.

Il faut reconnaître que parmi les personnes obèses l'on rencontre souvent des gens d'une haute intelligence et d'un grand esprit, d'un caractère franc et ouvert, d'une nature gaie et joviale. L'on voit cette infirmité chez les hommes les plus éminents dans toutes les carrières; mais lorsque l'obésité augmente, l'intelligence faiblit, l'homme, d'abord éveillé, devient indolent et incapable de penser. A la faim apaisée succède un profond sommeil, qui n'est interrompu que par un nouveau besoin de manger..

V. — Des différentes formes de l'obésité.

Nous venons de voir que l'obésité peut se compliquer d'une foule d'accidents et qu'elle peut se présenter sous des formes très-variées. Nous allons signaler celles de ces formes qui ont une importance pratique, et, pour établir notre division, nous nous baserons sur l'étiologie, parce que c'est la seule base qui présente un avantage réel au point de vue du traitement. Nous admettrons les variétés suivantes, divisées en trois groupes :

PREMIER GROUPE. — *Obésités sans diathèse ni vice organique.*

Ce groupe présente deux variétés :

A. L'*obésité floride*, qui se caractérise par les apparences d'une santé florissante, par un teint coloré, des chairs fermes ; les individus qui présentent cette forme sont généralement gais, insoucieux et doués d'un excellent appétit.

B. L'*obésité ménostatique*, qu'on observe fréquemment chez les femmes à l'âge de retour.

DEUXIÈME GROUPE. — *Obésités liées à une diathèse ou à une cachexie quelconque.*

Nous rangerons dans ce groupe les variétés suivantes :

C. L'*obésité lymphatico-scrofuleuse*. Le tempérament lymphatique dispose naturellement à l'obésité, et rien n'est plus commun que de voir des personnes qui, dans leur jeune âge, ont présenté les caractères d'un lymphatisme exagéré ou des accidents scrofuleux, prendre de l'embonpoint une fois parvenus à l'âge mûr.

D. *L'obésité eczémateuse.* Nous avons établi cette variété, parce que nous avons été frappé des fréquentes complications de l'éczéma avec l'obésité. L'on sait d'ailleurs (et c'est ce qui explique cette coïncidence) que l'affection eczémateuse suppose toujours une prédominance lymphatique ou scrofuleuse chez les individus qui en sont atteints.

E, *L'obésité rhumatico-goutteuse*, variété assez

fréquente, surtout dans les grands centres de population.

Nous mentionnerons encore dans ce groupe l'*obésité syphilitique* et l'*obésité mercurielle*.

TROISIÈME GROUPE. — *Obésités liées à des embarras ou à des obstacles dans la circulation.*

L'excès d'embonpoint coexiste fréquemment avec une gêne quelconque dans la circulation ou avec des stases sanguines. Nous rapporterons à ce groupe les variétés qui suivent :

F. *L'obésité cardiaque* ou *asthmatique*.

G. *L'obésité leucophlegmatique* (obesitas aquosa), distincte par une sorte de bouffissure et l'état semi-liquide de la graisse renfermée dans les tissus.

H. *L'obésité hépatique,* qui est en rapport de causalité avec un état d'hypertrophie du foie.

I. *L'obésité hémorrhoïdale,* liée à une congestion veineuse abdominale.

K. *L'obésité apoplectique*, c'est-à-dire celle qui complique les constitutions apoplectiques.

VI. — TRAITEMENT.

Bien que l'obésité soit une des affections dont la pathogénie est peut-être le mieux élucidée, il n'en est pas moins vrai que le traitement offre des difficultés sérieuses et que le chiffre des guérisons n'est pas toujours très-satisfaisant. Cela provient de ce qu'on a moins affaire à une véritable maladie qu'à une disposition constitutionnelle, qui a sa raison d'être dans la manière de vivre, les habitudes et même la position sociale du malade. Ici, le médecin a contre lui des éléments difficiles à combattre;

il doit amener son client à rompre avec un genre de vie dans lequel celui-ci se complaît; il doit astreindre à un certain régime celui qui a l'habitude de la bonne chère, ordonner une nourriture simple et frugale en place d'une alimentation succulente, imposer l'exercice et le travail alors que le malade n'a envie ni de marcher ni de se mouvoir. Ce sont là de grandes difficultés contre lesquelles l'art et le savoir viennent ordinairement échouer, et, si le malade ne seconde pas le médecin par une volonté ferme de suivre toutes ses prescriptions et par une grande persévérance, il ne saurait espérer aucun genre de résultat.

Le traitement qui doit être dirigé contre l'obésité est en partie hygiénique et en partie médical. L'hygiène et la médecine doivent ici, plus qu'ailleurs, se donner la main et se prêter un mutuel appui.

L'*indication,* c'est premièrement de donner une plus grande activité à tout le mouvement vital; c'est d'accroître la combustion pulmonaire, toutes les sécrétions, tous les procédés éliminatoires ou de décomposition; c'est de stimuler le travail de l'esprit aussi-bien que l'exercice corporel; c'est, en un mot, d'augmenter la dépense. C'est, ensuite, de rompre la trop grande monotonie, la trop grande uniformité dans la manière de vivre : la régularité dans les habitudes et le régime favorise les dépôts adipeux et dispose à l'obésité, tandis qu'un genre de vie irrégulier, tiraillé, plus ou moins agité par les passions, empêche les dépôts ou détermine leur résorption. C'est, enfin, de diminuer d'une manière graduelle la somme des aliments, sans diminuer la somme de la dépense; c'est surtout d'amoindrir la proportion des aliments respiratoires *fades,* comme les féculents et les graisses. Les substances respiratoires stimulantes, telles que les spiritueux, les aromates, ne favorisent aucunement les dépôts adipeux et ne disposent pas à l'obésité, quoi qu'on ait dit.

Mais les différents traitements qu'on mettra en usage pour remplir ces indications devront être ordonnés de telle sorte qu'ils ne puissent jamais porter atteinte à l'intégrité des fonctions digestives ni compromettre la santé générale.

Le traitement médical comprend :

1° Une série de moyens qui activent le travail sécrétoire ou éliminatoire, comme les purgatifs, les sudorifiques, les diurétiques, etc. ;

2° Certaines substances altérantes ou fondantes, telles que les alcalins, l'iode, l'arsenic, etc. ;

3° Des moyens toniques et stimulants, comme le fer, les amers, les aromatico-âcres, le sel, les acides, etc.

Dans la pratique l'on combine ces différents moyens d'une infinité de manières, selon que les indications l'exigent. Cependant, la médication évacuante est de toutes les méthodes thérapeutiques celle qui est le plus souvent employée, et parce qu'elle est le plus promptement efficace, et parce qu'elle fournit les succès les plus nombreux.

La méthode évacuante, pour être employée d'une manière profitable, doit être continuée pendant une série de 20, 30 ou 40 jours, de manière à constituer ce qu'on appelle une cure. Cette cure peut être répétée deux ou plusieurs fois, toujours après un temps de repos plus ou moins long. La purgation doit constamment être amenée d'une manière facile et sans secousse, afin qu'il n'en résulte aucune irritation, aucun désordre du côté des voies digestives,

Les évacuants les plus usités contre l'excès d'embonpoint sont les sels neutres, certaines eaux purgatives, la rhubarbe, l'aloès, le jalap et quelques autres drastiques ; puis un grand nombre de moyens composés, comme la poudre ecphractique, et toute la série des pilules purgatives qu'on trouve indiquées dans les formulaires. Le séné, l'huile de ricin et la manne ne se prêtent pas bien à un traitement suivi, et ne sauraient figurer, pour cette raison, parmi les agents purgatifs que nous énumérons ici.

Les sels neutres qui conviennent le plus sont le sulfate de soude ou de magnésie, avec une certaine proportion de sel commun. Ainsi nous ordonnons :

Sulfate de soude.	8 gr.
Sulfate de magnésie.	15 —
Chlorure de sodium. . . .	2 —
Eau.	1 litre.

A prendre le matin un ou plusieurs verres de cette solution, pour obtenir dans la journée deux ou trois selles liquides.

Il ne faut pas que la solution saline soit trop concentrée ; elle deviendrait irritante et fatiguerait à la longue ; elle n'aurait pas cette action douce et uniformément continue que le médecin doit chercher à obtenir dans le traitement qui nous occupe.

Nous ajoutons à la solution une certaine proportion de sel commun, parce que les sulfates de soude et de magnésie, donnés exclusivement, débilitent trop facilement les organes digestifs, et deviennent trop vite hyposthénisants par un usage prolongé. Le sel commun relève les propriétés digestives du mélange, le rend plus tonique et contre-balance l'action un peu énervante des sulfates. Sans le chlorure de sodium, la solution ne se prêterait pas facilement à des cures d'une certaine durée.

Les purgatifs salins conviennent de préférence dans l'obésité floride, partout où il y a pléthore, partout où il y a exubérance de vitalité.

A côté des évacuants salins viennent naturellement se ranger les eaux minérales purgatives, qui constituent aujourd'hui, et avec juste raison, le genre de moyens le plus généralement employés contre l'obésité. Les eaux naturelles non-seulement sont plus agréables au goût et plus appétissantes que les solutions factices, mais elles sont encore mieux supportées par l'estomac, et se prêtent plus facilement à des cures régulières. Outre l'action purgative, elles jouissent le plus souvent de certaines propriétés accessoires qui, dans le cas présent, deviennent très-utiles : ainsi elles joignent ordinairement à la propriété purgative celle d'être très-diurétiques et d'agir puissamment sur l'assimilation par les qualités fondantes ou résolutives qu'elles possèdent.

Les eaux purgatives peuvent être divisées en deux catégories, selon qu'elles sont sulfatées ou chlorurées.

Les principales eaux sulfatées sont :

1° celles de Pullna ;
2° celles de Saidschütz ;
3° celles de Birmenstorf ;
4° celles de Sedlitz ;
5° celles de Marienbad ;
6° celles de Carlsbad ;
7° celles de Franzensbad ;
8° celles de Friedrichshall.

Celles des eaux chlorurées qui doivent être mentionnées ici sont :

1° les eaux de Hombourg ;
2° les eaux de Kissingen ;
3° les eaux de Niederbronn ;
4° les eaux d'Uriage.

Parmi les eaux sulfatées, celles de Pullna, de Saidschütz, de Birmenstorf et de Sedlitz se ressemblent beaucoup, et ne diffèrent guère l'une de l'autre que par le plus ou moins de saturation. Elles contiennent toutes de fortes proportions de sulfates sodique et magnésique. Celle de Pullna est la plus chargée. Toutes les quatre se distinguent par une action franchement purgative et par une certaine qualité antiphlogistique ou contro-stimulante que n'ont pas les eaux chlorurées.

Les eaux de Marienbad, de Carlsbad et de Franzensbad sont moins saturées que les précédentes ; elles sont sulfatées-alcalines, et joignent à la qualité évacuante celle d'être très-digestives, très-résolutives et de pouvoir être longtemps continuées sans fatiguer l'estomac.

Enfin l'eau de Friedrichshall, qui est à la fois sulfatée et chlorurée, est une des plus actives. Elle purge sous un assez petit volume ; mais elle a l'inconvénient de devenir excitante si on l'emploie isolément. Elle est plus digestive et moins hyposthénisante que les eaux purement sulfatées. L'eau de Friedrichshall s'emploie surtout comme moyen adjuvant d'autres eaux, auxquelles on l'ajoute, dans de certaines proportions, pour en augmenter l'effet purgatif.

Quant aux eaux chlorurées, celles de Hombourg

et de Kissingen présentent encore beaucoup d'analogie, en ce qu'elles sont l'une et l'autre fortement saturées de sel commun, et, partant, un peu excitantes. Si l'on veut les employer pour porter sur le tube intestinal une dérivation d'une certaine durée, il faut plus spécialement les réserver pour les cas d'atonie des organes digestifs, et les mettre en usage de préférence chez les individus mous, peu impressionnables, chez ceux qui présentent habituellement des dispositions saburrales. Mais si les malades sont quelque peu irritables, l'usage de ces eaux ne peut être longtemps continué, à moins qu'on ne les étende avec de l'eau de Sedlitz, de l'eau de Niederbronn, ou de l'eau de Carlsbad.

L'eau d'Uriage purge bien, mais elle est désagréable au goût, en raison de ses principes sulfureux qui, joints à une assez forte proportion de sel commun, la rendent un peu excitante. Elle convient de préférence dans les cas d'obésité compliqués d'eczéma ou d'autres éruptions dartreuses.

L'eau de *Niederbronn* est de toutes les eaux purgatives celle qui nous a rendu le plus de services dans le traitement de l'obésité. Très-douce dans son action, elle maintient le ton des organes digestifs et peut être continuée fort longtemps sans aucunement fatiguer. Prise le matin, à la dose de deux à six verres, dans l'espace d'une demi-heure à une heure, elle procure plusieurs selles liquides. Elle doit toujours être préférée dans les cas d'obésité qui sont compliqués de congestions de tête ou de dispositions apoplectiques. Lorsque nous voulons renforcer son action purgative, nous y ajoutons un quart ou un tiers d'eau de Friedrichshall ou d'eau de Pullna. Quelquefois nous en modifions la composition en y ajoutant, suivant les indications, de petites proportions de fer, d'iode ou de toute autre substance altérante.

Dans le traitement de l'obésité, les eaux purgatives chlorurées sont toujours préférables à celles qui sont purement sulfatées, surtout lorsqu'il y a tendance au lymphatisme. Elles ne dépriment pas autant que ces dernières les forces digestives ni les forces en général ; elles donnent plus de ton à la fibre, resserrent davantage les tissus et combattent mieux cet empâtement organique qui caractérise si fréquemment les individualités obèses. Les eaux sulfatées pures ne conviennent bien que dans la forme floride, là où le sang est plus ou moins en jeu, et les fonctions digestives en très-bon état; mais encore est-il préférable, lorsqu'on se propose de faire une cure régulière et suivie, d'y ajouter des eaux chlorurées dans une certaine proportion.

Nous ne mentionnerons pas ici toutes les eaux minérales qui peuvent être appliquées au traitement de l'obésité ; il nous suffit de citer celles qui sont le plus souvent mises en usage, ou dont nous avons été à même de constater les bons effets. Au reste, ce que nous venons de dire pourra guider dans le choix et éclairer sur la valeur des différentes sources qu'on pourra être tenté d'employer.

La rhubarbe est un des évacuants les plus estimés dans le traitement de l'obésité ; elle est d'un effet assez sûr, agit sans violence, présente des qualités très-digestives et peut être continuée longtemps sans occasionner le moindre trouble dans les premières voies. On la donne ordinairement à la dose d'un gramme en poudre, une, deux ou trois fois par jour, immédiatement avant les repas.

L'aloès agit comme la rhubarbe, seulement d'une manière plus active, plus puissante. On le donne également pour entretenir la liberté du ventre ou pour produire chaque jour une légère purgation. Il entre, ainsi que le jalap et plusieurs autres drastiques, dans une masse de compositions pilulaires, qu'on peut modifier, bien entendu, selon les individus et selon les exigences de chaque cas particulier. Voici l'une de ces formules que nous mettons le plus souvent en usage :

Aloès Rhubarbe Savon de jalap	âa 2 grammes.

Pour 40 pilules, à prendre de 4 à 8 par jour, ordinairement 2 à 4 le soir, et, si elles ne suffisent pas, autant le matin.

La poudre ecphractique, que nous avons déjà mentionnée, est un des mélanges purgatifs les mieux entendus pour le traitement de l'obésité. Elle se compose de parties égales de fleurs de soufre, crème de tartre, rhubarbe, magnésie carbonatée, camomille et oléosucre de fenouil, et se donne à la dose de une, deux ou trois fortes cuillerées à café par jour, chaque fois avant le repas.

L'on voit, d'après tout ce qui précède, que dans l'emploi des évacuants nous cherchons constamment à éviter les moyens actifs aussi bien que les moyens qui ont pour effet de débiliter trop directement. Tout l'art consiste, comme on voit, à produire une dérivation soutenue sur le tube intestinal sans trop déprimer les forces et sans nuire à l'exercice régulier des fonctions digestives.

Nous avons déjà dit que tout ce qui active les sécrétions peut être considéré comme contraire à la formation des dépôts adipeux, et, par conséquent, comme avantageux dans le traitement de l'obésité. Ainsi, les médications diurétique et sudorifique ont également leur utilité, sans toutefois avoir la même importance que la médication purgative, qui est à la fois plus puissante et plus sûre. Donnés isolément, les diurétiques répondraient mal au but qu'on se propose ; il faut, autant que possible, les combiner avec les purgatifs. Ce qui rend certaines eaux minérales si précieuses dans la maladie qui nous occupe, c'est précisément leur action diurétique jointe à l'effet évacuant. Les diurétiques chauds ou stimulants ne conviennent pas, et la diurèse ne doit jamais être forcée.

La médication sudorifique, s'exerçant sur une vaste surface, est plus puissante dans ses effets que la médication diurétique, mais elle a ses inconvénients et ses dangers, et ne peut être employée, pour ce motif, que dans des circonstances bien déterminées. L'on ne peut y recourir que chez les individus encore assez jeunes, qui ne sont ni trop nerveux ni trop sanguins, qui ne présentent aucune disposition à des congestions de tête, ni aucun symptôme de suractivité cardiaque. La diaphorèse doit être obtenue à l'aide de bains chauds ou de bains de vapeurs. Les bains devront être préparés avec de l'eau commune, les bains minéralisés étant plus stimulants que les bains d'eau douce, et ne devront être portés qu'au degré de température strictement nécessaire pour amener la transpiration. Une immersion de 30 à 40 minutes suffit dans ce cas. La même durée doit être observée pour les bains de vapeurs. A la suite de ces bains, le malade doit toujours se reposer quelque temps. La méthode diaphorétique est une des plus actives du traitement antiobésique; elle ne doit jamais être continuée très-longtemps : huit à quinze jours d'emploi successif suffisent ordinairement; elle convient surtout employée alternativement avec d'autres méthodes.

La deuxième série de moyens recommandés contre l'obésité comprend les fondants et les altérants. En tête de ces moyens se trouvent les alcalins et l'iode. Le mercure, le soufre et l'arsenic sont moins souvent mis en usage. Ces différents corps constituent des médicaments plus ou moins énergiques, qui ne doivent être employés qu'avec réserve et seulement dans certains cas spéciaux. Tous affectent d'une manière plus ou moins profonde l'acte nutritif, dépriment par conséquent la vitalité, et peuvent entraîner des désordes organiques, si leur emploi n'est pas gradué selon les forces et la constitution de chaque individu. Il ne faut donc y recourir que lorsqu'il existe des circonstances ou des accidents qui en réclament plus particulièrement l'usage.

Les alcalins (bicarbonate de soude, carbonate de potasse, savon médicinal) ont été conseillés, ce nous semble, plutôt d'après des vues théoriques qu'en conséquence de données fournies par l'expérience. Leur qualité de fluidifiants présente trop souvent des inconvénients ou du danger dans ces maladies presque toujours caractérisées par un excès de lymphatisme. Continués avec une certaine persévérance, ils favorisent la tendance leucophlegmatique ou hydropique, et le savon donné à la longue dérange la digestion. Leur usage ne convient bien que dans les cas d'obésité liés à des engorgements viscéraux qu'il s'agit de fondre, comme dans l'obésité hépatique ; il convient encore dans les cas d'obésité compliqués de gravelle, de goutte, de calculs biliaires. Lorsqu'ils sont indiqués, ce sont les eaux alcalines telle que Carlsbad, Marienbad, ou Franzensbad qui doivent être préférées aux agents pharmaceutiques.

L'iode n'a pas rendu dans le traitement de l'obésité tous les services qu'on s'était promis de ce moyen. Employé à faible dose, il reste ordinairement inefficace, et donné avec suite et à des doses suffisantes, il dépasse ordinairement la limite qu'on voudrait atteindre, et porte trop souvent la perturbation dans l'acte nutritif. Cet agent ne convient bien que dans la forme scrofuleuse de l'obésité, et encore n'est-ce pas isolément qu'il faut l'administrer, mais combiné avec le sel, le fer, etc. Ce sont les eaux iodo-chlorurées, telles que Wildegg et Heilbronn auxquelles il faut donner la préférence. On peut augmenter la qualité purgative de ces eaux par des additions de Friedrichshall ou de Pullna.

Les mercuriaux ne sont pas de bons moyens antiobésiques, bien que certains auteurs en aient parlé sous ce rapport, et ce n'est que dans les cas d'obésité syphilitique, assez rares cependant, que leur emploi peut être autorisé.

L'arsenic trouve plus souvent un emploi utile dans les cas d'obésité eczémateuse. Pour administrer ce moyen il faut encore recourir aux eaux minérales chlorurées, et, de préférence, à celles qui sont déjà arsénifères, comme l'eau de Niederbronn, par exemple. Nous nous sommes bien trouvé de l'addition de quelques gouttes de la *liqueur de Fowler* à cette eau, le matin, au moment de la faire boire.

Le soufre en substance, donné à l'intérieur, est un moyen utile, surtout dans les cas d'obésité hémorrhoïdale ou veineuse. Nous ne l'administrons que dans la poudre ecphractique, dont il a déjà été fait mention. Il agit à la fois comme altérant et comme apéritif, sans présenter les dangers ou les inconvénients des autres moyens de cette deuxième série. Les eaux thermales sulfureuses se prêtent généralement moins bien au traitement de l'obésité que le soufre en substance.

La troisième série médicamenteuse comprend les toniques et les stimulants. Les principaux agents de cette catégorie sont, ainsi que nous l'avons dit, le sel commun, le fer, les amers, les aromatico-âcres, les acides, etc.

Le sel commun (chlorure de sodium) forme en quelque sorte la base de tout traitement antiobésique. C'est de tous les correctifs du lymphatisme, nous ne voulons pas dire le plus efficace, mais certes le plus généralement applicable, le plus commode, le plus pratique, celui qui présente le moins d'inconvénients. C'est le digestif par excellence; c'est le condiment indispensable de tout système d'alimentation. Le chlorure de sodium est à la fois stimulant, tonique, apéritif et fondant; il ne présente aucune qualité toxique; il entre pour une proportion assez sensible dans la composition du sang, il stimule le mouvement organique de composition et de décomposition; il favorise le travail sécrétoire et le travail de résorption, tout en maintenant le ton des tissus. Loin d'augmenter ou de favoriser le dépôt adipeux, le sel commun a plutôt pour effet d'en empêcher l'excès et de le circonscrire dans de justes limites (1). L'on a fait la remarque que les aliments privés de sel disposaient plus à des accumulations de graisse, à l'empâtement et à la bouffissure organiques que les aliments suffisamment salés. Ce qui rend le chlorure de sodium précieux dans le traitement de l'obésité, c'est qu'il est apte à servir d'adjuvant ou de correctif à la plupart des autres antiobésiques, comme les sels purgatifs, les alcalins, l'iode, le fer, l'arsenic, etc. Ses qualités se montrent surtout au grand jour dans les eaux chlorurées, dont la plupart ont une composition chimique admirablement combinée pour la médication qui nous occupe. Dans la pratique, il ne faut pas précisément administrer le chlorure de sodium par doses fractionnées et distancées comme les médicaments, mais plutôt recommander une alimentation convenablement salée. S'il est nécessaire d'évacuer, il faut donner la préférence à des eaux chlorurées ; s'il s'agit d'administrer du fer, de l'iode, des alcalins, de l'arsenic, il faut encore, et, autant que possible, les donner dans des eaux chlorurées, soit que ces eaux les contiennent déjà naturellement, soit qu'on doive les ajouter.

Le fer. Sans vouloir prétendre, avec C. G. Neumann, que le fer est le meilleur antiobésique connu, nous dirons cependant qu'il doit être compté parmi les principaux moyens de cette catégorie, et qu'il convient surtout dans cette variété de l'obésité que que nous avons désignée sous le nom de *leucophlegmatique*. Toutes les fois qu'il y aura complica-

(1) Voir les Expériences de M. Boussingault.

tion d'accidents hydropiques ou chlorotiques, le fer rendra d'éminents services. Nous l'administrons dans des eaux chlorurées déjà ferrugineuses par elles-mêmes, et nous tâchons ordinairement de combiner la méthode tonique avec la méthode évacuante : c'est le résultat que nous obtenons avec l'eau de Niederbronn, à laquelle nous ajoutons dans ce cas de petites proportions d'un sel de fer. Ainsi, nous prescrivons :

Tartrate ferrico-potassique.	3 à 4 grammes.
Eau distillée	60

Ajouter une cuillerée à café de cette solution au premier verre d'eau minérale que le malade prendra le matin.

Les amers deviennent utiles toutes les fois que l'excès d'embonpoint est accompagné d'accidents dyspeptiques et que l'on a affaire à des personnes plus ou moins nerveuses, surtout à des personnes affectées de névroses gastro-intestinales. Dans ce cas on les combine, autant du moins que les circonstances le réclament, avec des substances purgatives telles que la rhubarbe ou l'aloès. Ainsi l'on prescrit par exemple :

Poudre de rhubarbe Extr. de gentiane	} āa 4 gr.

Pour 60 pilules, dont quatre trois fois par jour. — Ou bien ;

Elixir viscéral de Hoffmann Teinture vineuse de rhubarbe Sirop de rhubarbe	} âa 50 gr.

Prendre trois fois par jour une cuillerée à bouche.

Les substances aromatico-âcres, telles que les différentes sortes de poivres et d'épices, la moutarde, le raifort, la scille, l'arnica, etc., forment une série d'agents précieux dans le traitement de l'obésité. L'on doit surtout en user dans les cas de torpeur ou d'atonie gastro-intestinale, dans les cas de mollesse et d'empâtement organique, là où il existe un état pituitaire ou saburral devenu habituel. Tous ces moyens, plus ou moins incisifs, agissent puissamment sur les sécrétions, surtout sur la sécrétion urinaire, et activent le travail de résorption. La graine de moutarde, ainsi que le raifort et la scille, conviennent de préférence dans l'obésité asthmatique. L'arnica, combinée avec la crème de tartre, trouvera un utile emploi dans la forme apoplectique de cette maladie.

Les acides, notamment le vinaigre, sont souvent employés pour combattre l'excès d'embonpoint, surtout par le public, qui en fait quelquefois un grand abus. Donnés isolément, ils constituent, en général, des agents peu recommandables. Pour peu qu'on les administre avec suite, ils font maigrir et pâlir, il est vrai, mais ils détériorent en même temps les organes digestifs et peuvent amener le développement de tubercules pulmonaires. Les acides ne conviennent bien que dans la forme floride de l'obésité, et encore faut-il les employer avec une certaine réserve, plutôt combinés avec le régime alimentaire, et comme moyens diététiques que comme agents médicamenteux. Ainsi, l'on fera prendre des limonades, des fruits acides, des salades, de l'oseille, des décoctions de tamarin, du petit-lait tamariné, etc. Employés de cette manière, ils agissent comme tempérants et comme apéritifs, ils contrarient le dépôt adipeux, et ne sont cependant pas assez concentrés pour troubler la digestion.

L'art possède, comme on voit, une foule de modificateurs qui peuvent être utilement appliqués au traitement de l'obésité. Ce ne sont pas précisément les moyens qui manquent; ce qui fait plus souvent défaut, c'est la docilité des malades et la stricte observance du régime. Dans le coup d'œil rapide que nous venons de jeter sur les différents agents antiobésiques, nous n'avons pas eu la prétention de faire l'histoire complète de tout ce qui concerne cette partie de la thérapeutique : nous avons principalement voulu insister sur le rôle qui, dans l'application, doit revenir à chacun de ces moyens ou à chaque série de moyens, afin d'en faciliter le choix et de concourir ainsi à la mise en œuvre d'un traitement aussi rationnel que possible. Les différentes formes d'obésité que nous avons établies exigent chacune, sinon un traitement à part, du moins des modifications de traitement appropriées à ces formes ou à ces variétés. Nous avons constamment eu soin, à l'occasion de chaque substance médicamenteuse, de désigner la forme obésique à laquelle le médicament en question répond le mieux.

Il nous reste maintenant encore à dire quelques mots du traitement hygiénique qui, comme nous l'avons déjà dit, est d'une importance majeure, et sans lequel tout traitement pharmaceutique échouerait.

Le traitement hygiénique comprend :

1° Le régime alimentaire;

2° L'exercice corporel, les frictions, etc.;

3° Le travail intellectuel ;

4° Le sommeil et la veille ;

5° Les passions;

6° L'*habitat* ou le milieu dans lequel on vit.

Le régime alimentaire doit être considéré sous le rapport de la quantité et de la qualité.

La quantité des aliments doit être diminuée, non pas d'une manière brusque, mais d'une manière lente et progressive. Cependant il ne faut pas de sévérité ridicule sous ce rapport, et l'on devra toujours accorder à ses clients une somme alimentaire proportionnée à la dépense de l'économie, sans toutefois équilibrer entièrement cette dépense; car, tout en prescrivant un régime sévère, il faut avoir égard à la nature et à la constitution du malade.

Pour ce qui concerne la qualité, il faut constamment viser à diminuer, dans le régime de table, la proportion des aliments respiratoires *fades*, comme des farineux ou des féculents, des mets sucrés, des substances grasses, du laitage. Il faut au contraire insister sur l'usage des légumes verts, herbacés ou chicoracés, des racines, comme les épinards, l'oseille, la chicorée, la laitue, le pisse-en-lit, les asperges, les cardons, les salsifis, les navets, les carottes, les artichauts (ceux-ci de préférence à la vinaigrette). Les haricots verts, les choux-fleurs et les différentes autres variétés de choux peuvent encore convenir, mais cependant d'une manière moins absolue que les légumes précédemment cités. Les fruits, surtout ceux qui sont juteux et acidulés, doivent aussi être recommandés dans le régime antiobésique; moins ceux qui sont farineux et sucrés, comme les dattes et les figues. Les pruneaux en compote seront très-bien appropriés au traitement, en ce qu'ils favorisent la liberté du ventre. Les viandes ne doivent entrer que pour un quart ou pour un tiers tout au plus dans la composition du régime; encore faudra-t-il n'user que de la fibre musculaire et supprimer la partie grasse. En général, on devra se servir de préférence de viandes blanches et de poisson.

Substituer le pain noir ou de seigle au pain blanc.

En fait de boissons, de l'eau vineuse : plutôt des vins blancs acidulés que des vins rouges. Renoncer à la bière dont l'usage habituel est, certes, une des causes les plus fréquentes de l'obésité.

Les eaux gazeuses, retenant longtemps le bol alimentaire et favorisant l'absorption, valent moins comme boisson habituelle que les eaux qui ne renferment pas de gaz. En général, nous recommandons un régime convenablement salé et convenablement épicé; nous ne défendons ni le café noir, ni le petit verre, ni le tabac, s'il n'existe pas de circonstances particulières qui contre-indiquent l'usage de ces sortes de choses.

Nous n'accordons guère qu'un quart d'heure pour le dîner, et nous faisons fréquemment changer les heures des repas, pour rompre l'uniformité.

Nous exigeons de nos malades qu'ils fassent régulièrement tous les jours une course ou une promenade, dont la longueur et la durée soient proportionnées à leurs forces. Nous voulons même qu'ils se fatiguent. Les promenades en voiture ne peuvent remplacer, comme on pense bien, l'exercice à pied: C'est surtout après les repas qu'il faudra éviter de rester assis et de se livrer à cette méridienne perfide, mais si séduisante pour les personnes obèses! Rien n'est plus mauvais et plus dangereux, surtout dans l'obésité apoplectique. Outre les promenades, les malades feront bien de se livrer encore chaque jour, pendant une heure ou deux, à quelque travail manuel, jardiner, fendre ou scier du bois, etc. La gymnastique, la danse, l'escrime, la chasse, sont autant d'exercices recommandables et qu'il ne faut pas négliger.

Nous recommandons aussi les frictions sèches de toute la peau, faites, soir et matin, avec de la flanelle ou une brosse.

Lorsque le ventre aura beaucoup de développement, il devra être soutenu et comprimé au moyen d'une large bande en flanelle. Les mouvements deviennent plus libres, et la pression exercée sur les parois abdominales favorise la résorption de la graisse.

Autant que le corps, l'esprit doit être tenu dans un état d'activité constant. Il faut énergiquement réprimer ce *dolce farniente* tant caressé par la plupart des malades. Il est bon même que les personnes obèses soient plus ou moins tourmentées ou tracassées par une série d'occupations ou de travaux d'esprit, qui ne leur permettent pas trop de loisirs, et qui ne leur laissent pas le temps de se livrer à une fâcheuse quiétude. Il faut chercher à les passionner quelque peu, secouer leur genre nerveux, chasser toute espèce d'indolence ou de paresse de l'esprit. Il ne faut jamais leur accorder un trop long sommeil; il faut les faire coucher tard, les faire lever tôt.

L'observation a aussi constaté que les *grands centres de population* disposent à l'obésité, et que l'air vif des montagnes et des bords de la mer corrigent ou empêchent cette tendance anormale de l'économie.

IMPRIMÉ PAR A. HENRI NOBLET, RUE DU BAC, 30.

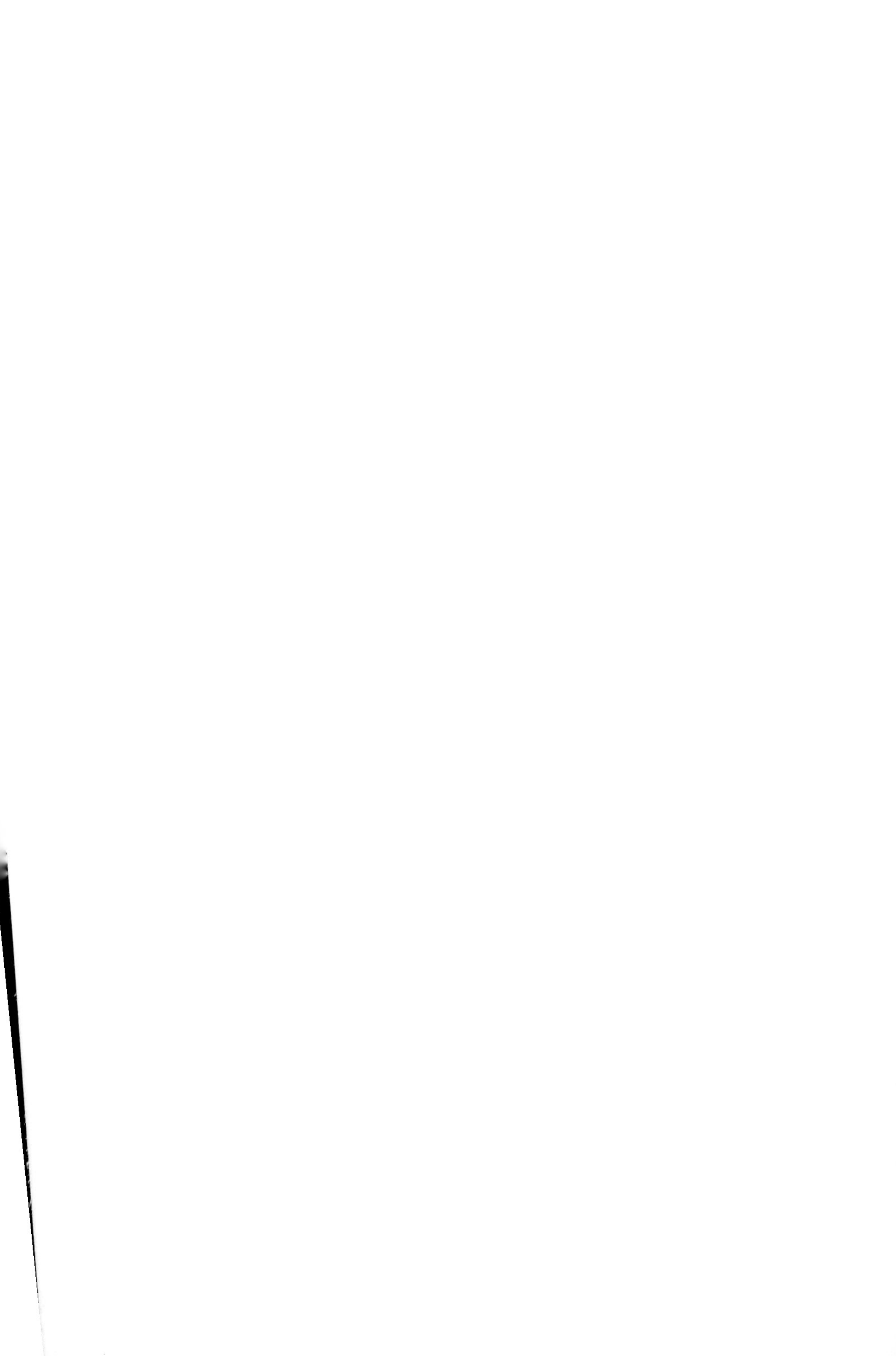

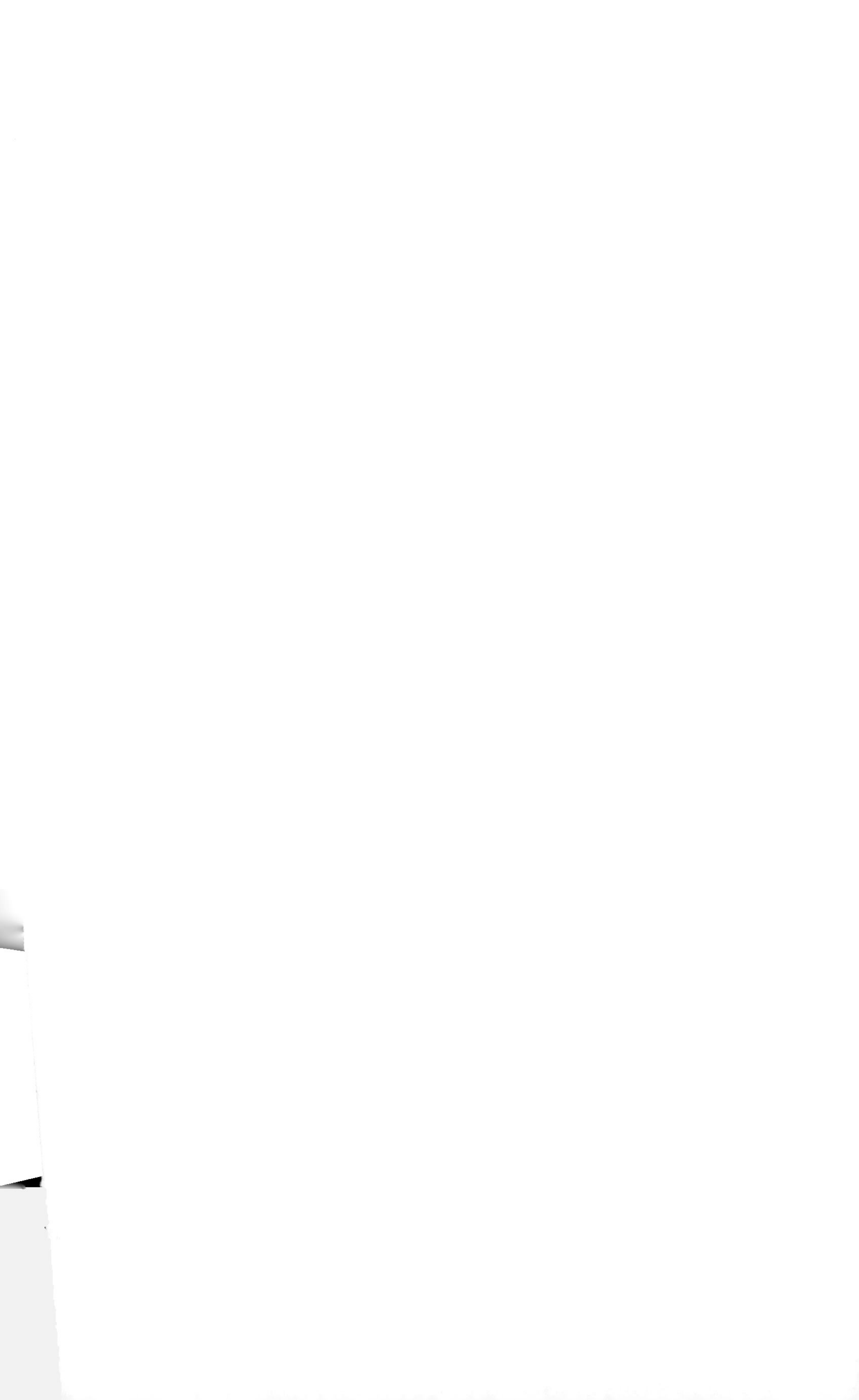

www.ingramcontent.com/pod-product-compliance
Ingram Content Group UK Ltd.
Pitfield, Milton Keynes, MK11 3LW, UK
UKHW022149190726
13855UKWH00004B/1413